残疾人精准康复服务行动康复协调员工作手册

看社区故事 学智力障碍康复

中国残疾人联合会康复部◆编

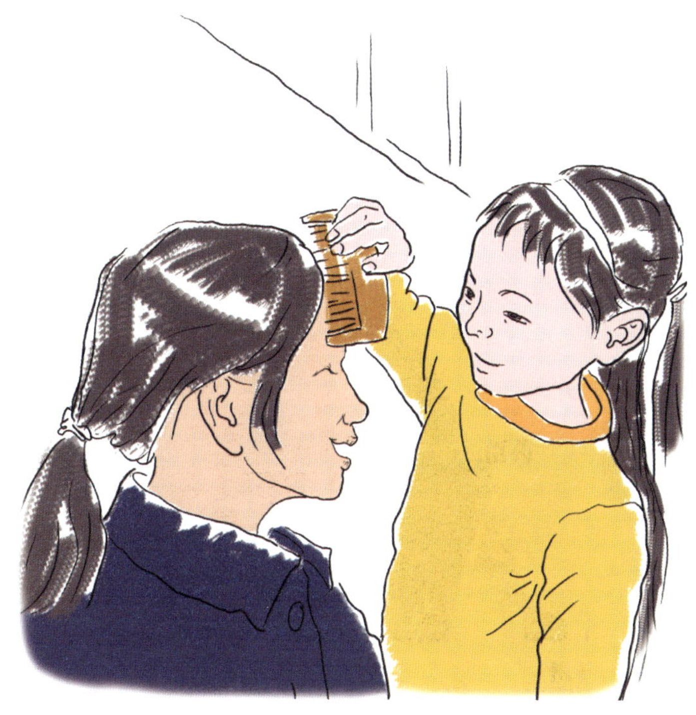

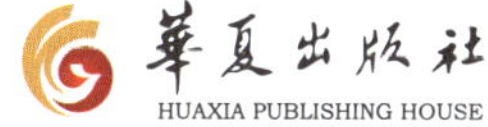

我家妞妞15岁了，她还有个17岁的姐姐。妞妞每天都和姐姐一起去放羊，她拿着一条鞭子，一会儿将羊往东赶，一会儿将羊往西赶，生怕羊吃了别人的庄稼。看着她那认真的样子，我们感到很欣慰，因为妞妞终于可以帮家里干活了。

记得她快1岁时，我就发现她比别的孩子能力差，可我却总认为她长大后就会好起来的。她三岁还不会叫妈妈，四五岁时吐字还不清楚，走路也会摔跤，自己不会吃饭，还经常把大小便拉到裤子里。直到这时，我们才承认妞妞可能真的有问题。我和她爸带着妞妞到县医院检查，医生说孩子是轻度的智力障碍。这不就是农村人常说的“傻子”吗？我突然蒙了，不知道这个病是怎么来的。医生说这个病的原因很多，有可能是遗传，或者是怀孕期间妈妈生病、吃药打针，又或者是生孩子的过程中出了问题，有时很难找到明确的原因。医生告诉我们，智力障碍目前是没有办法治好的。

妞妞的事让一家人陷入了痛苦之中。在农村，如果谁家有这样一个孩子，这家人就会抬不起头。我四处打听偏方，但是都不管用。有一次，妞妞吃了偏方就抽搐起来，口吐白沫，我们都以为她会死去，但妞妞还是挺过来了。我们再也不敢乱试偏方了，可我们也绝望了！我们总是担心，将来我们都老了，姐姐出嫁了，谁来照顾妞妞呢？

乡里的领导来村里做残疾普查时了解到妞妞的情况，康复员小刘和王医生特地告诫我不要依靠偏方，要用科学的方法帮孩子做康复训练，妞妞将来也可以照顾自己。听到这个消息，我们真是喜出望外。

康复原则

手术或者打针吃药都不能治愈智力障碍，但可以治疗合并症与并发症，如癫痫、营养不良等。

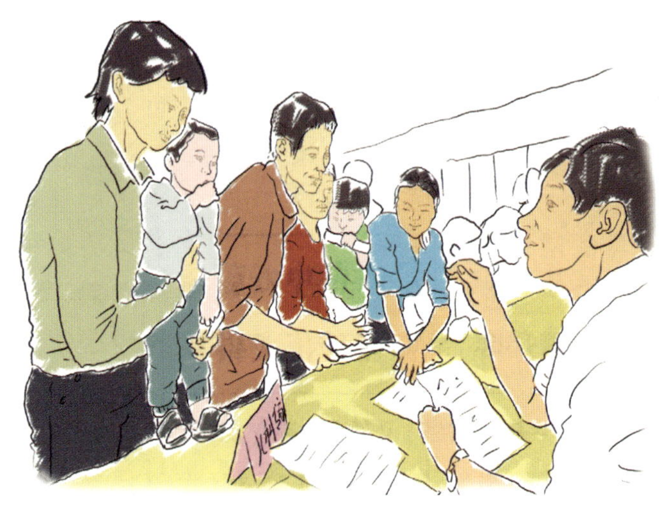

“孩子还小的时候就要多陪孩子玩，让他们在玩耍中学习和发育。训练他们自己的事情自己做，持续有规律的训练能够改善孩子的生活自理能力。”

康复员小刘为妞妞制订了日常活动的训练计划，并教我在跟孩子玩的同时给她做训练。

穿脱衣服鞋袜

因为农活多，家里人都比较忙，没有时间和耐心去教孩子自己做事情，衣服鞋袜都是我们帮她穿好。别人家的孩子3岁左右都会自己穿衣服了，妞妞到6岁才开始学着穿。我们在教妞妞穿衣服的同时，教她分上下左右。

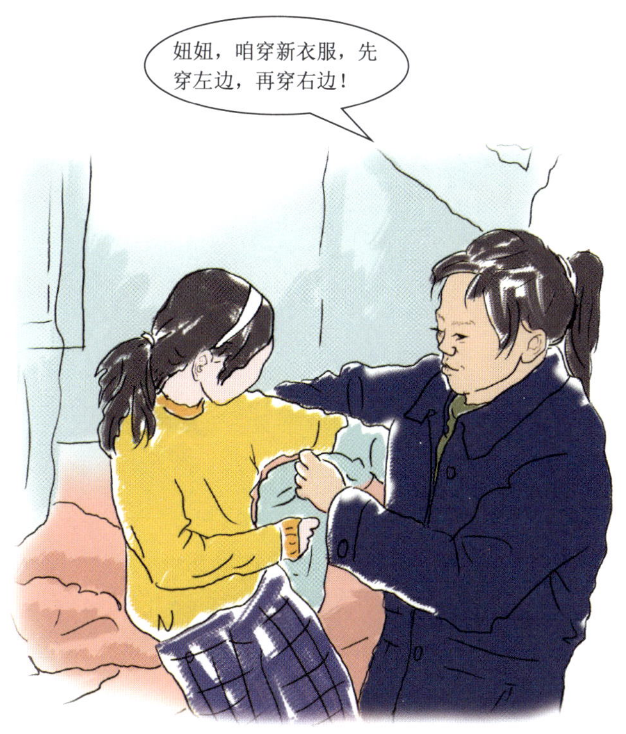

先认识衣服的里外、前后，对准衣襟，从最下面的扣子开始扣起，扣好扣子（或拉上拉链）。

坐在小凳子上穿脱鞋袜要容易些。系鞋带的事情对妞妞来讲真的是太难了，康复员小刘让我们给妞妞买了比较容易穿的鞋子。

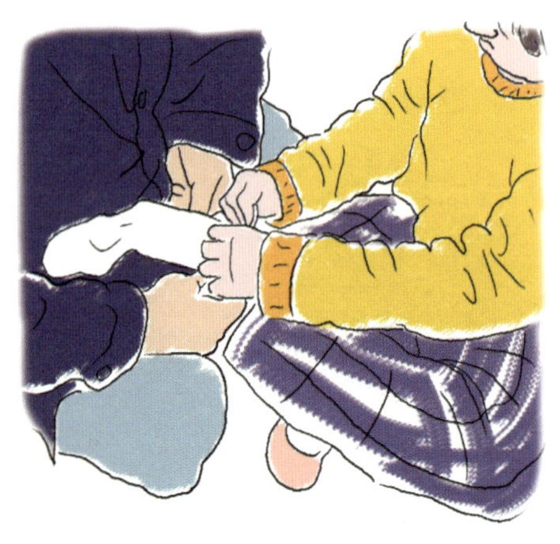

教妞妞穿鞋袜的同时，我们还教她分袜子的正反、鞋子的左右。

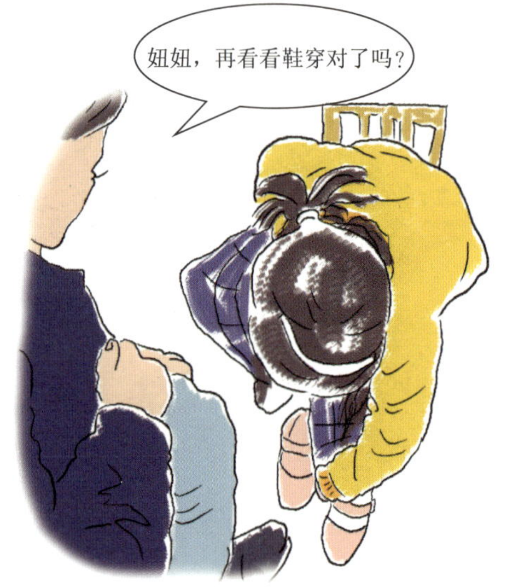

个人卫生

村里的孩子不喜欢跟妞妞玩，笑她又傻又脏。我们把个人卫生分成步骤，一步一步地教她完成，并及时地给予称赞和鼓励。

妞妞张大嘴，
对了！这样刷牙。

妞妞，眼角和鼻孔也要擦干净哦。对了！这样才漂亮！

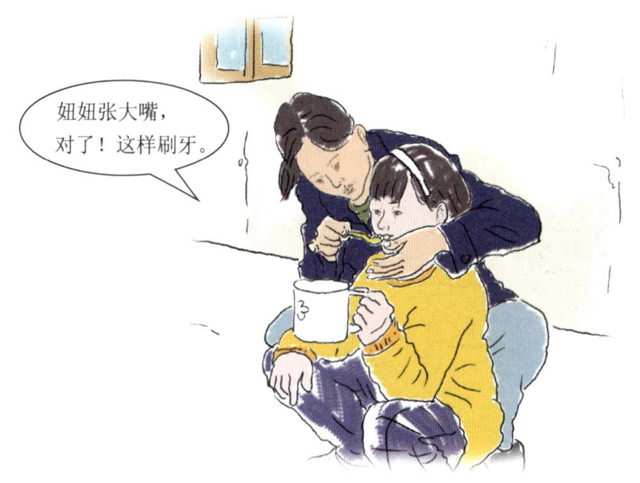

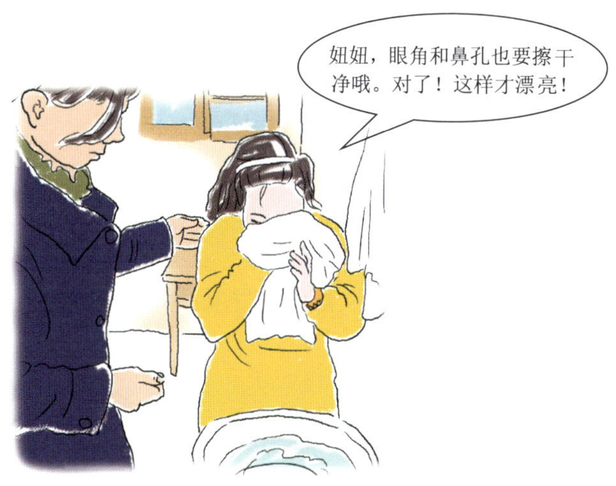

妞妞总是到处乱抓乱摸，经常会在地上捡垃圾玩，所以吃东西之前一定要先洗手。

妞妞，手要洗得白白的再拿东西吃，这样才不会生病，不生病，就不用打针！

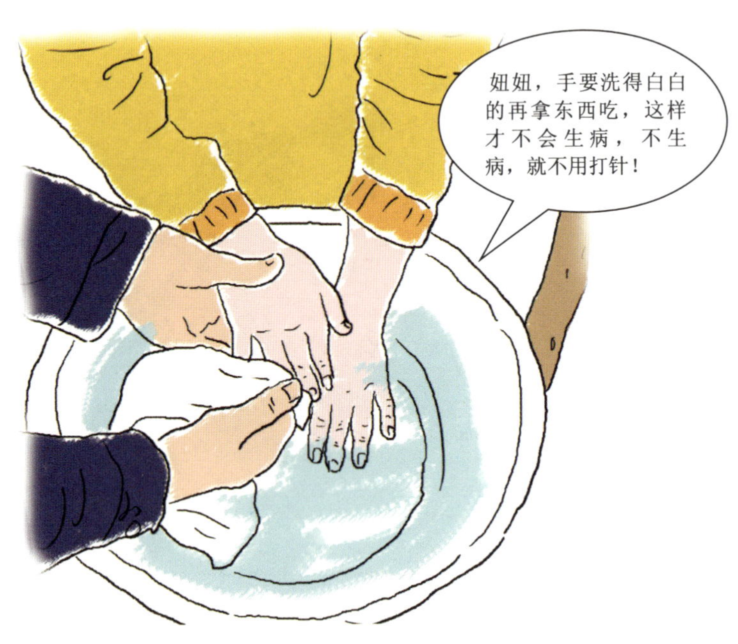

“妞妞是大姑娘了，要自己洗澡！洗澡前要关好门窗，穿好了衣服才可以出来。”

吃饭喝水

妞妞小时候吃饭总是拿不住勺子，把食物弄得到处都是，为了省事，我们干脆就喂她吃。康复员小刘教我们在勺把上缠了布条，这样她容易抓稳，再在饭碗下面垫一块湿毛巾就不容易打滑了。

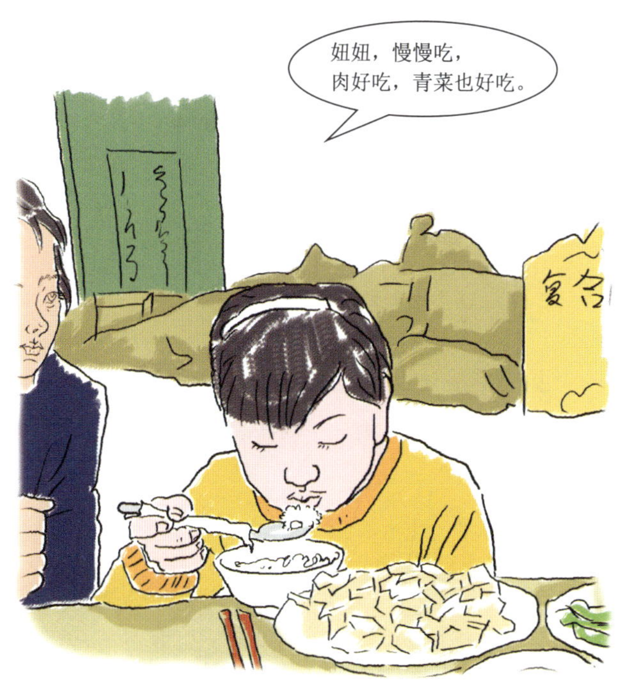

以前为了让妞妞不要把尿弄在身上，我们总是少给她喝水，王医生说：“喝水少的人，身上的毒素排不掉，容易生病。”现在妞妞每天要喝好几杯水。

入厕

妞妞四五岁时还经常把大小便弄到身上。我们为她制订了大小便的时间表。我们注意观察妞妞在大小便之前的动作和表情，一旦发现有情况就马上把她带到厕所去解决。偶尔拉在裤子里，也不再打骂或歧视她，而是更有耐心地去教孩子。

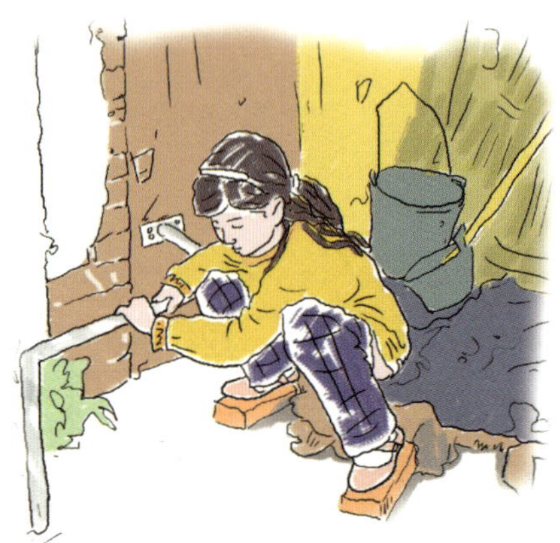

厕所的一边安装上扶手，妞妞上厕所就更安全啦。

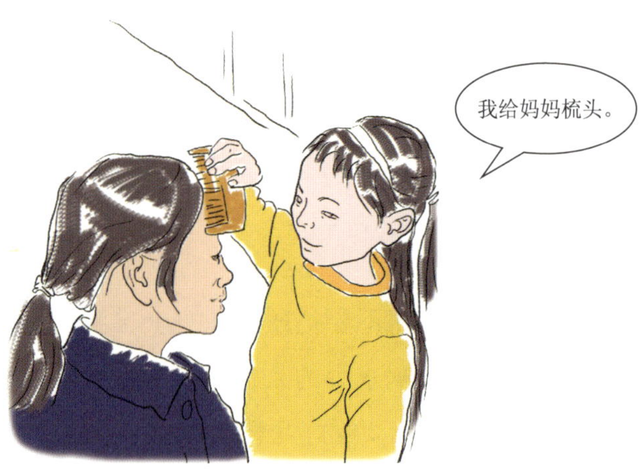

让孩子学会梳理头发，每天保持干净清爽的形象。

语言表达

我们教妞妞用简单的语言表达自己的需求，教她向大人们学，用点头、摇头、微笑等常用的动作和表情表示理解了他人的话。

康复员小刘从城里给妞妞带来一张图，我们认真地教她认识上面各种标识的含义。

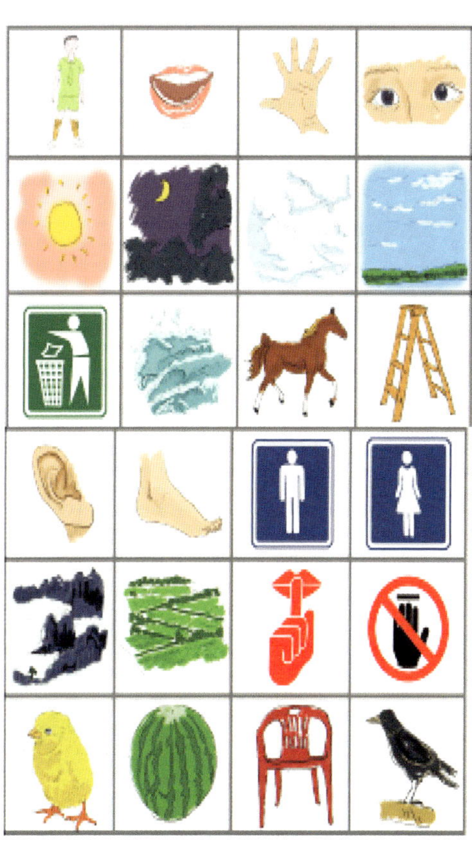

认知

妞妞一天天长大了，同龄孩子已经学会的东西她还有很多都不会，我们着急呀！康复员小刘教我们结合生活场景训练妞妞，只要耐心地教，就能看到孩子的变化。

妞妞，看，我们家的桌子和凳子都是大树做成的，来摸一摸！

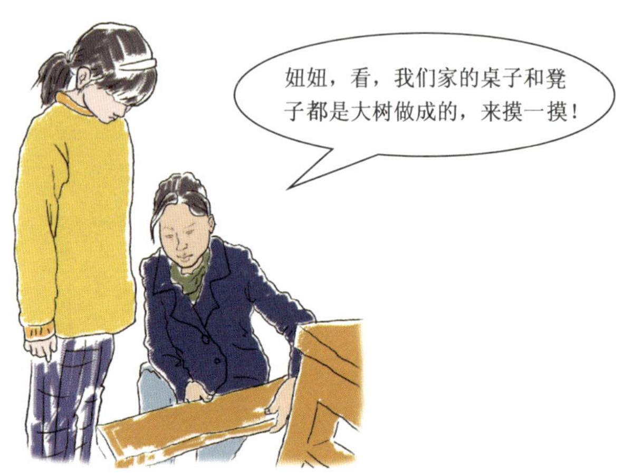

以前妞妞对四季没有概念，我们结合气候的变化和自然景物，让妞妞认识季节的转变，告诉她在不同的季节要穿厚薄不同的衣服。

春天来了，小树长出了新的叶子，树叶是绿色的。

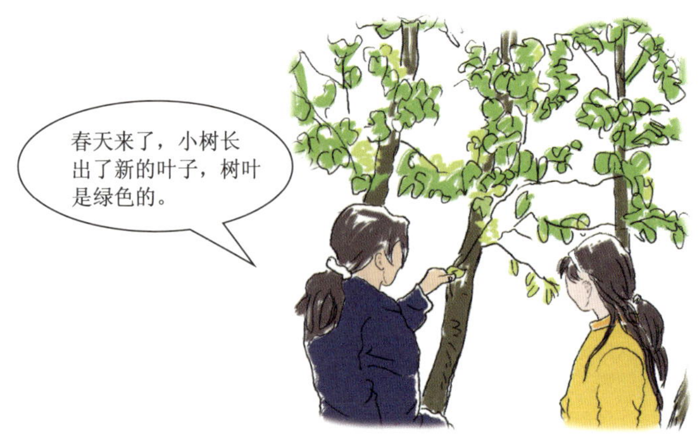

妞妞数数总也数不好，我们采用奖励的方式促进她去数，提高她的积极性。

妞妞数对了，真棒！
妈妈再奖励你一块饼干！

康复员小刘说，把孩子该学的东西融入生活中去，学习就会变得更有趣。

妞妞，灯笼是什么颜色的呀？是不是跟我们家的大南瓜一样圆呀？

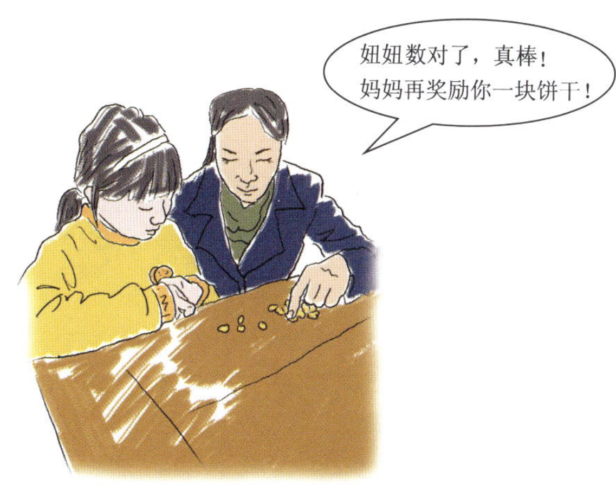

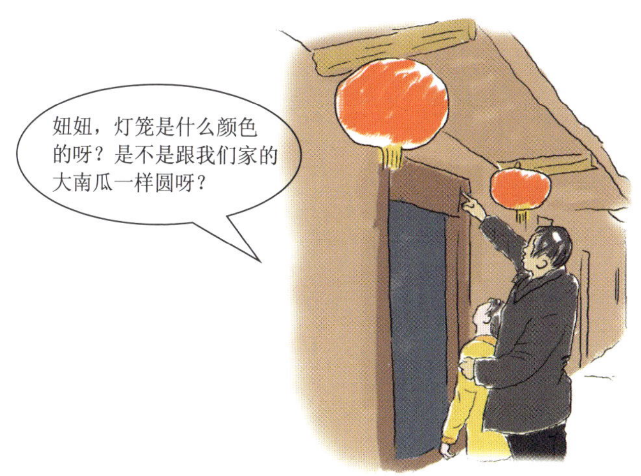

妞妞做作业时妞妞喜欢在旁边看，有时姐姐也会教她认数字。

妞妞照着姐姐写在纸上的数字给外婆打电话，开始的时候常常拨错号码，我们就及时帮助她！

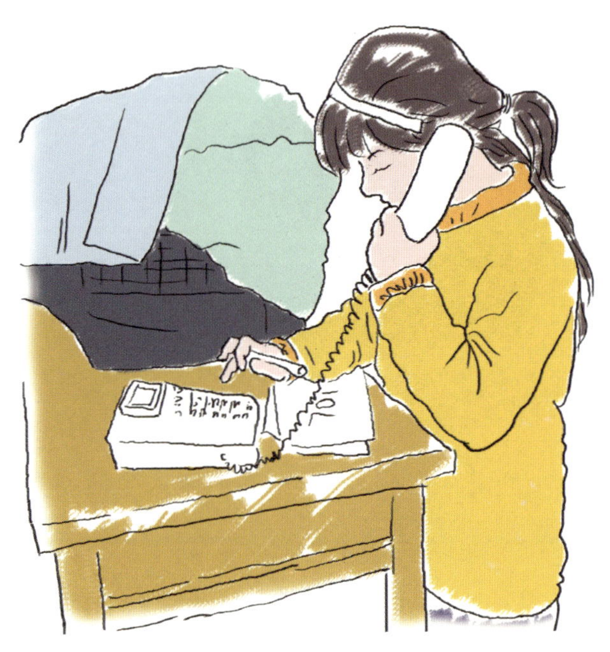

我们不仅教妞妞认识自己穿的衣服、吃的东西，还教她分清颜色和质地。妞妞现在能认识五种颜色，能够区分单衣、毛衣和棉衣了。

妞妞喜欢小兔子、小猫、小狗，还特别喜欢小金鱼。康复员小刘让我们结合她感兴趣的事进行训练，如：小狗喜欢吃肉骨头，小狗是看家护院的；猫会抓老鼠，老鼠在墙洞里；小鱼会游泳，小鱼在水里，等等。

带孩子走出家门能学到更多的东西，让她知道买卖的原则、物体的归属，并学习与外人交流的方法。

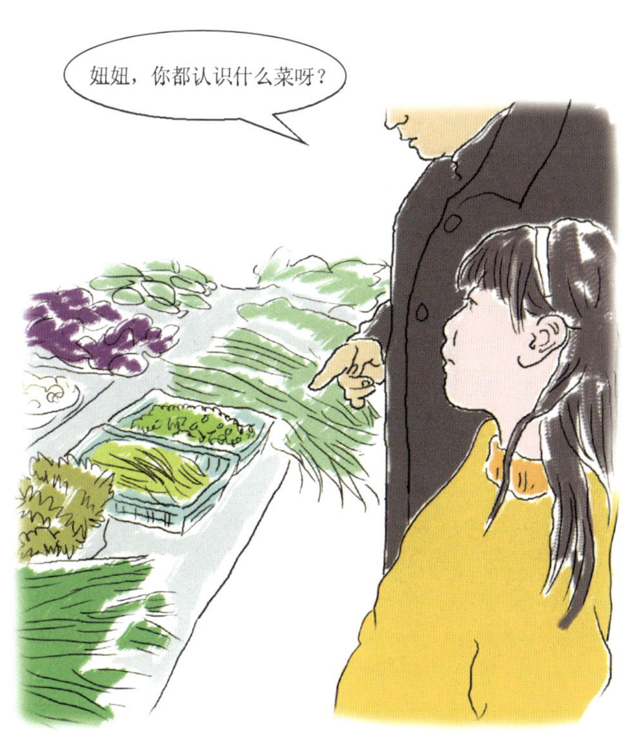

学校生活

妞妞早该上学了，她爸多次找校长，县残联也给学校打了电话，妞妞才终于入学了。我们也没指望让妞妞学成什么样，就是希望她在学校能多认识些人，有个地方玩儿，学点儿简单的字呀、算数呀，等等。多知道一点儿总比什么都不知道好吧。

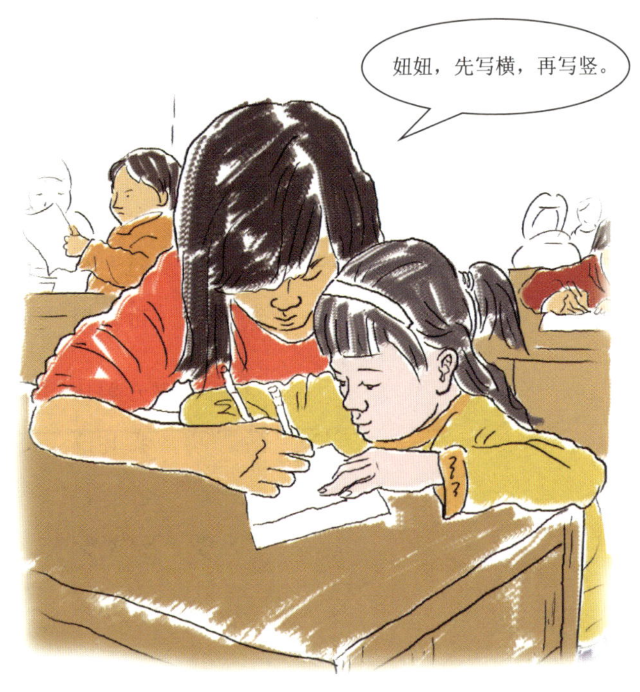

康复员小刘专门跟妞妞的老师交流并教了她一些方法，请老师耐心地帮助妞妞学习。

在学校里，有些同学不跟妞妞玩儿，老师总是安排很多活动让妞妞和同学们都能参加，还表扬那些经常帮助妞妞的同学，妞妞逐渐融入校园生活中了。

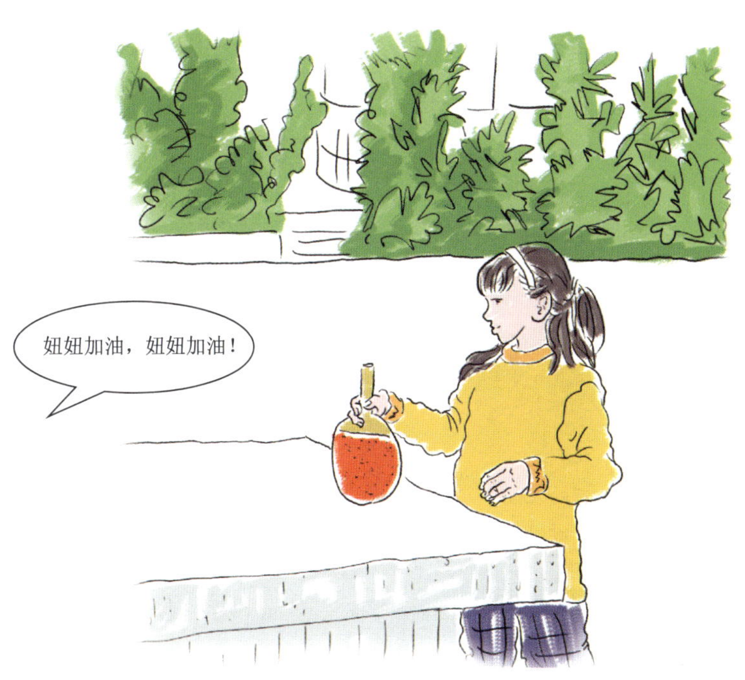

老师安排妞妞跟同学打乒乓球。妞妞玩得多起劲呀！

学校因为接收了妞妞，还受到了乡里的表扬，校领导也更加重视妞妞在校的情况，他们说："上学是每一个学龄孩子的基本权利。"

妞妞的最大问题是学习成绩不好，总是拖班级的后腿，她不但记忆力差，还不能把实际生活经验和知识联系起来。

老师用简洁明了的语言纠正她的错误，还同时演示教学内容。

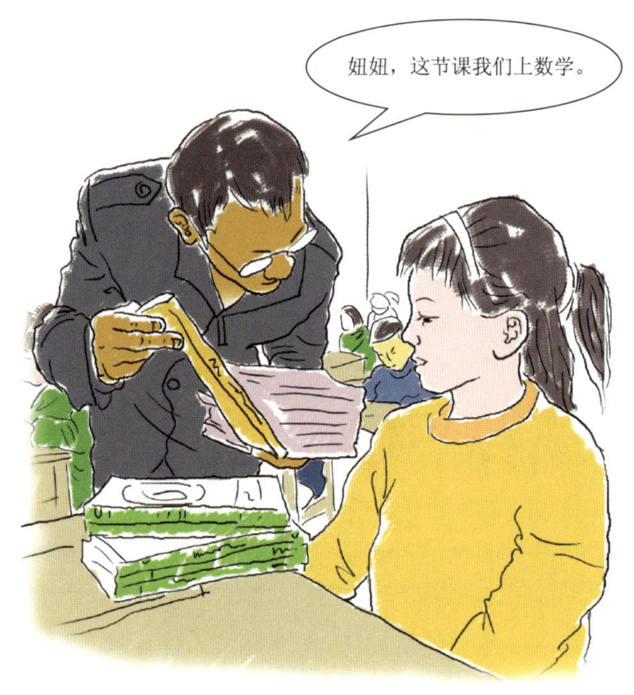

学校决定不将妞妞的成绩纳入班级总成绩，这样就不会影响老师的教学评比，老师没有了压力，妞妞也没有了压力。

在学校，妞妞需要学会分辨男女厕所。开始时，总是由老师或者同学带着妞妞去上厕所，同时教她认识女厕所的标识，逐渐地妞妞可以独立入厕啦。

上完厕所还要去洗手。
女
男

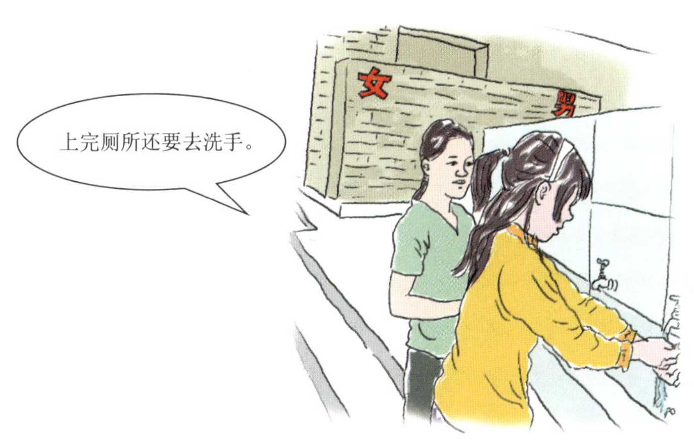

老师教学生如何帮助和照顾家人，妞妞也学会了很多，还抢着帮我们做家务活呢。康复员小刘说妞妞的进步很大。

妞妞真棒，碗洗得很干净。

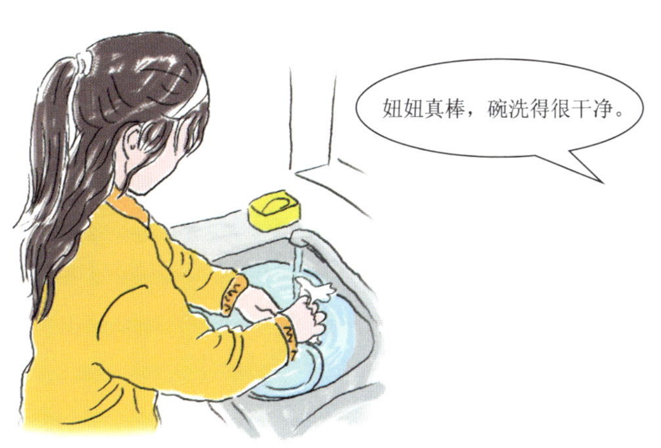

安全教育

妞妞上学或放学的路上会遇到很多汽车，我担心她发生危险，每次带她走在公路旁，都跟她讲怎样避让汽车。

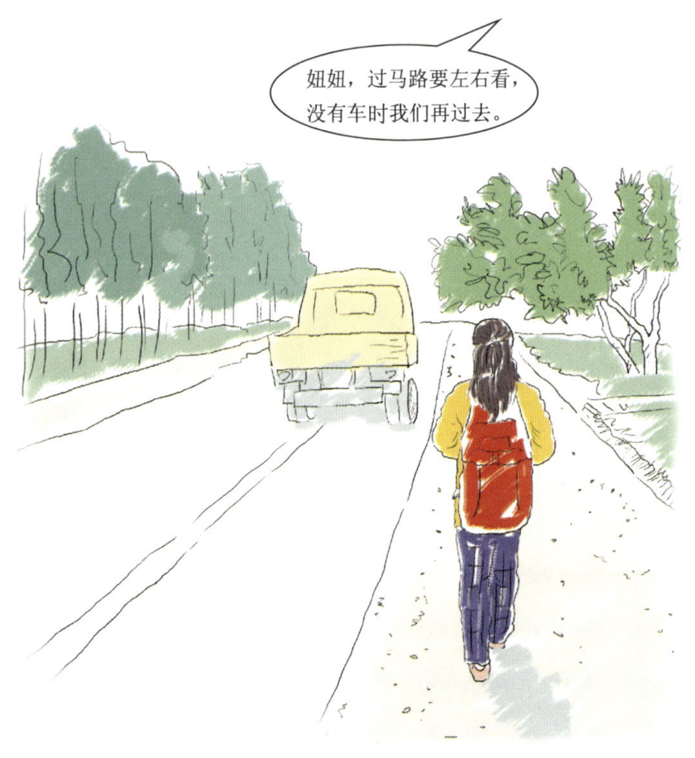

现在妞妞去上学时，知道要走在马路的右侧。

在妞妞小的时候，我们担心她玩火危险，担心她触电，总是把打火机和火柴藏起来，把电源插孔用胶布贴起来。现在妞妞长大了，用火、用电的基本生活技巧还是要学会的，于是我们开始耐心地教她操作。

妞妞，把柴禾塞进灶膛里，爸爸教你烧火。

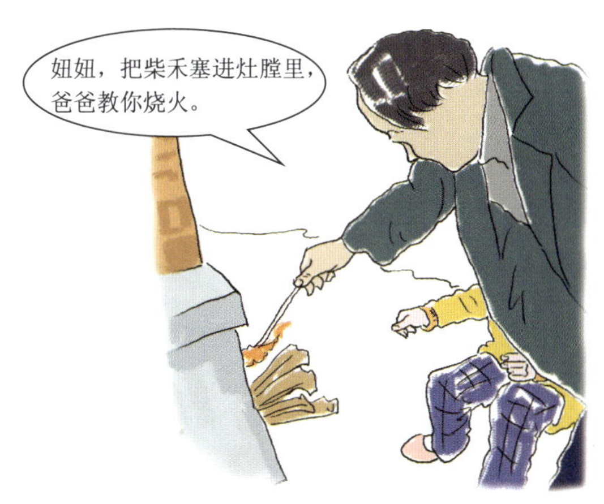

在妞妞小的时候，我们不让她自己拿热水瓶，觉得太危险；现在她长大了，应该学会自己倒开水喝，自己准备洗澡水、洗脸水。

妞妞，把水杯放稳，两手抓紧热水瓶，慢慢地倒，小心烫着！

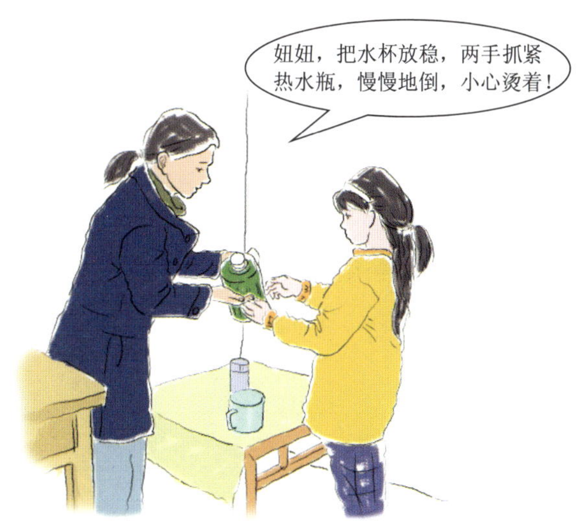

康复员小刘告诉我们，要让孩子学会自己做饭，需要我们一步一步教孩子用刀、用火。

“用左手固定莴苣，手指尖向里弯；右手拿刀，左手指节控制莴苣；刀刃不要离菜太远，慢慢切下去。”

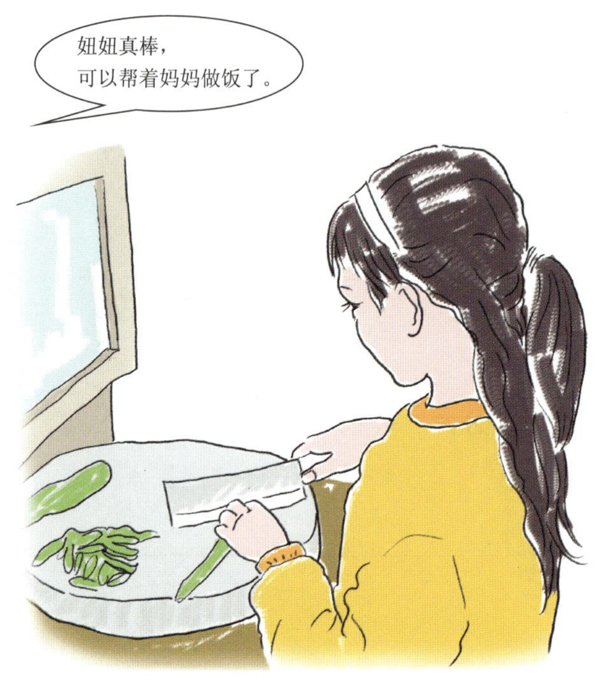

我总是担心妞妞会走丢，不让她一个人外出，现在她长大了，我们也帮她记住了回家的路，放学后妞妞能自己回家啦。

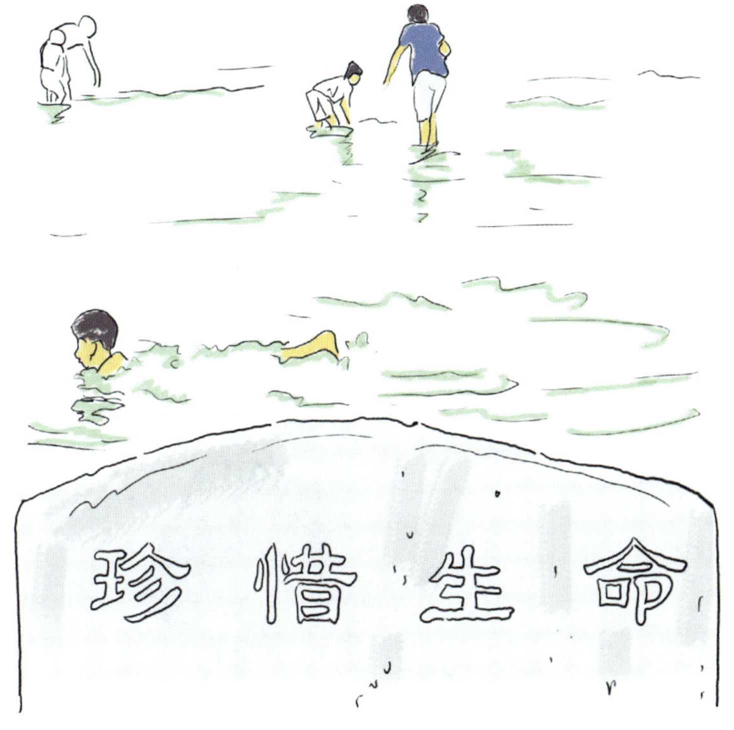

每年夏天都会有很多孩子到村边的小河里去游泳，每年也都有溺水事故发生，我们总是叮嘱妞妞不要去水塘里洗澡、玩水，那里很危险！

家务劳动

妞妞的注意力很难集中，但是她喜欢模仿大人做事情，还喜欢被表扬。康复员小刘让我们根据她的这些特点做训练。我们带着妞妞一起做家务，让她学会收拾自己居住的环境。尽管做得不好，但我们也会表扬她。

妞妞真棒，会叠被子啦！

我扫干净了，
妈妈带我去赶集。

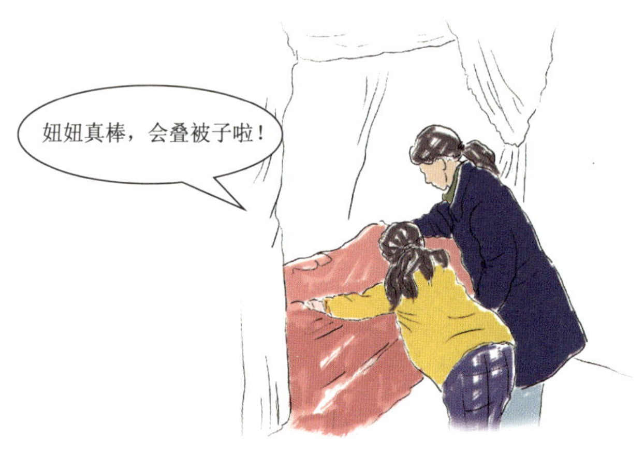

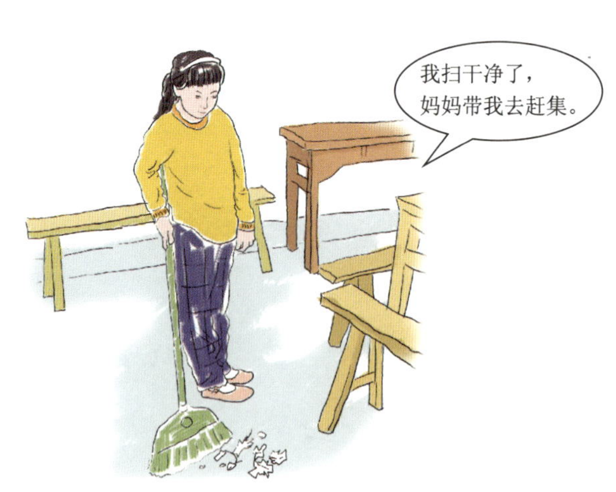

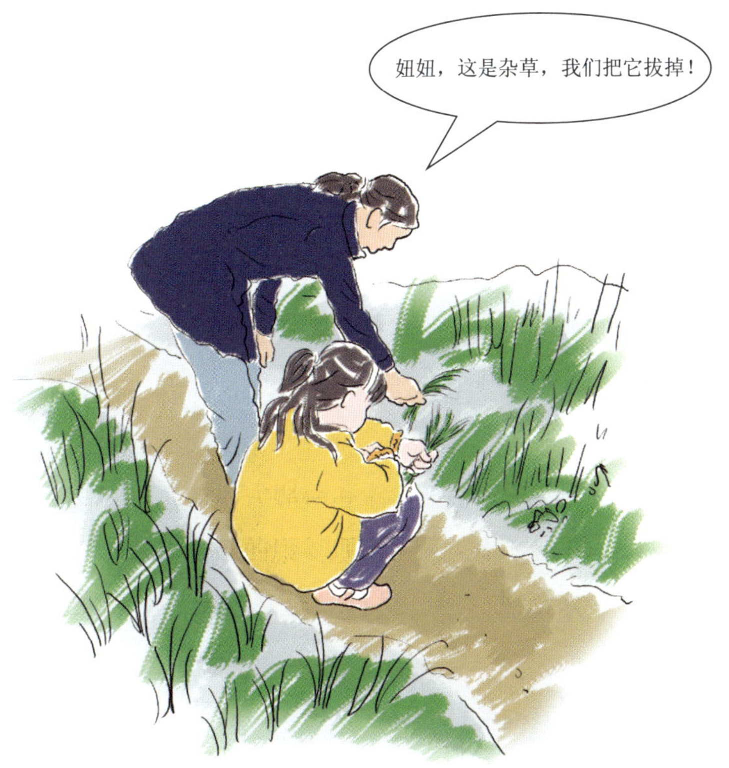

因为家里有一个这样的孩子，我们觉得很辛苦、很无助。康复员小刘总是劝慰我们，鼓励我们耐心地训练妞妞，只要坚持不懈、反复地练，孩子就会慢慢地接受，慢慢地学会。

妞妞可以给自己洗内衣了，只要我洗衣服，她准会和我一起洗。

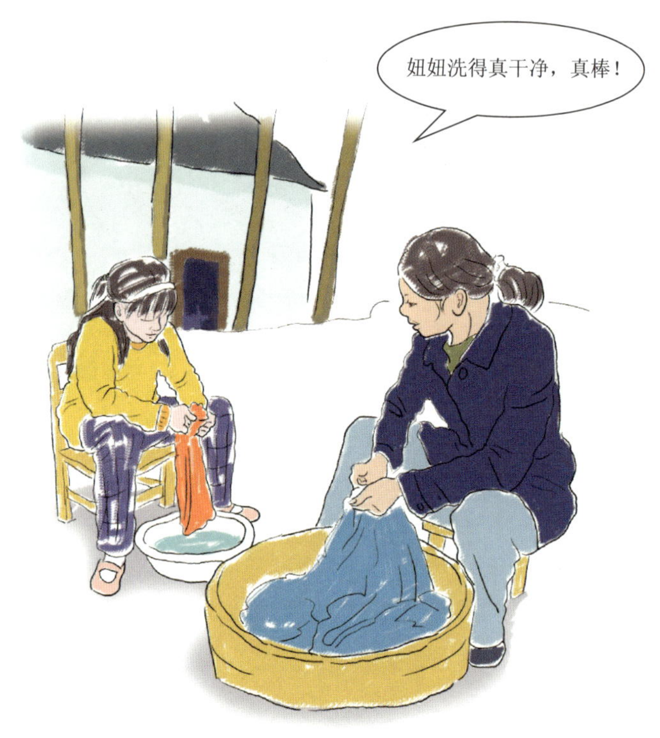

家里养的鸡都是妞妞去喂食，每天她还要去鸡窝捡鸡蛋呢。

妞妞和姐姐一起放羊，她总是很认真地驱赶羊群。

社交活动

妞妞五六岁了还不能说出完整的句子，发音不清。王医生说这属于语言发育障碍，需要慢慢地教她说话、纠正发音，还要教她一些手势，让她多学一些交流的方法。

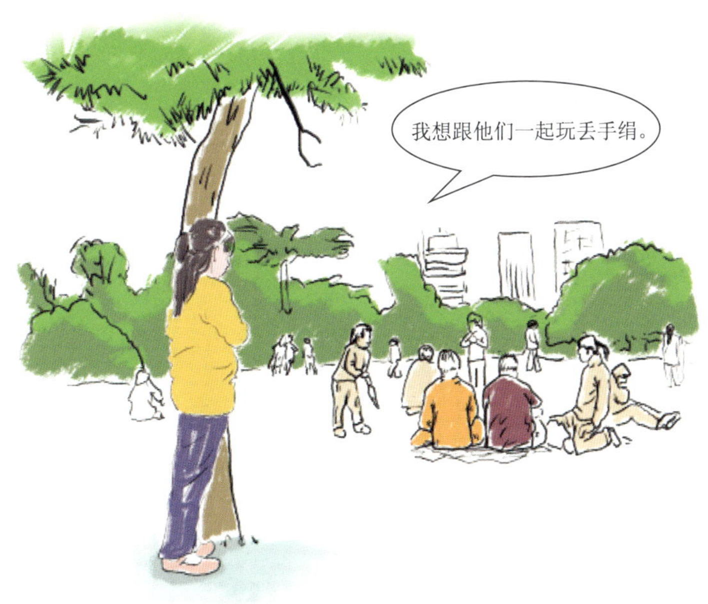

为了让妞妞有同伴玩儿，我会让妞妞带上好吃的东西跟孩子们一起分享，希望孩子们能带着妞妞一起玩儿。

前几年，我根本不愿意跟人谈起妞妞，但是现在，学校的老师、同学还有村医和康复员都在帮助妞妞，我就不再顾忌了。我在尽量为妞妞创造机会，让她多接触社会，学会跟别人打交道。

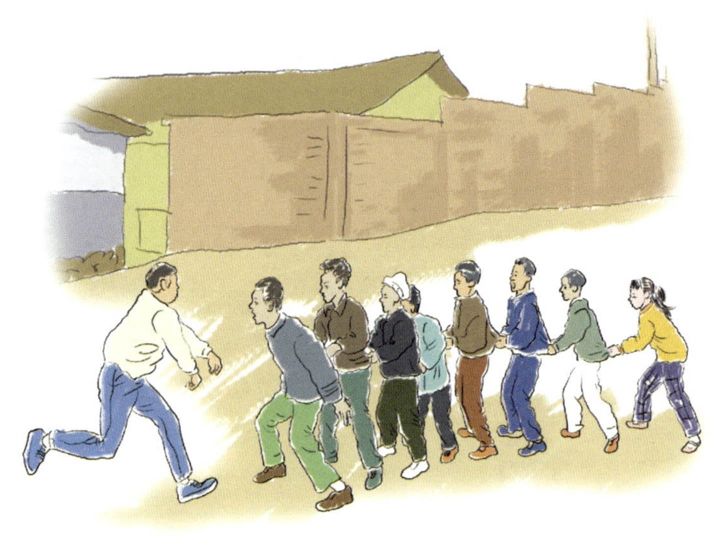

哈哈，妞妞快跑，
别让王老师抓到你啊！

我还带着妞妞去小卖部，让她学着买东西，学着用钱。

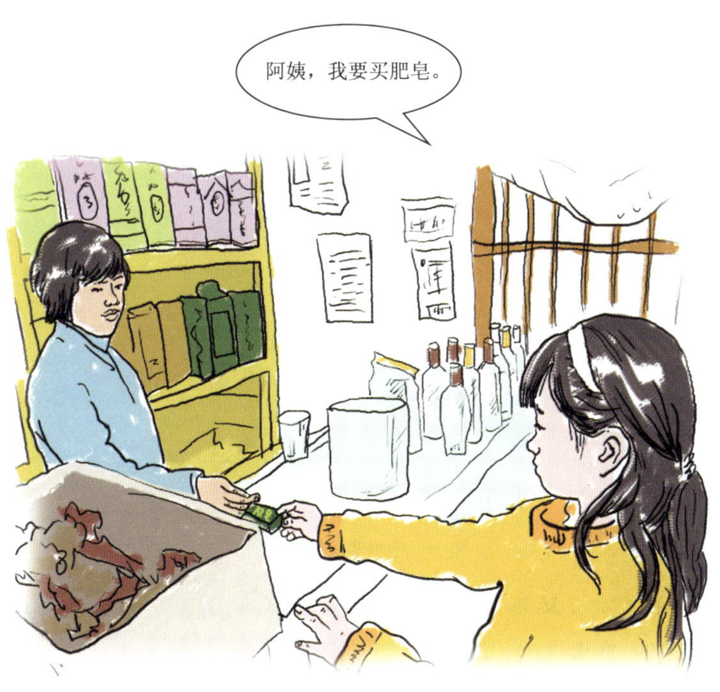

妞妞喜欢帮助别人，西边张婶经常叫她帮着放鹅，东边李奶奶也经常叫她去地里拔草。这些活都不是很累，就让她多锻炼锻炼吧！

村医小王和康复员小刘每次来我家都跟妞妞一起玩儿，妞妞也特别喜欢他俩。有时候，还拉着他们的衣服不让走，而且每次都把他俩送到门口转角的地方才说再见。

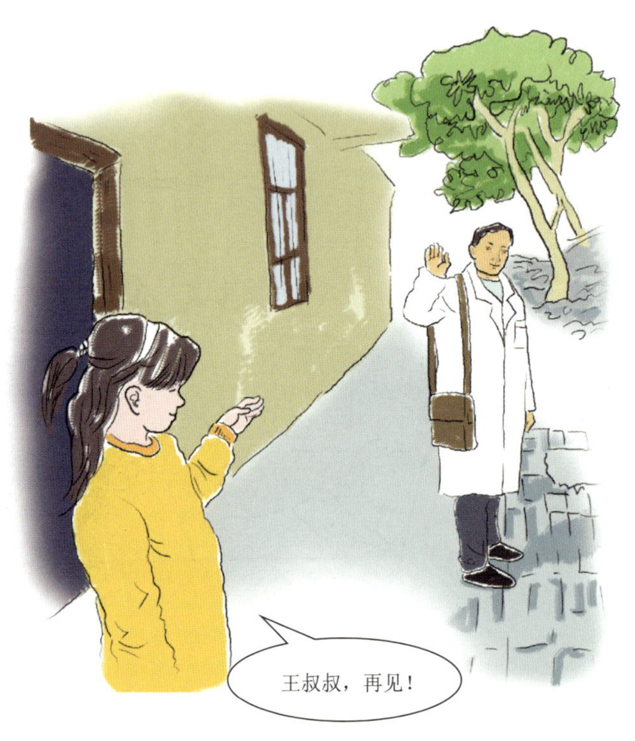

“妞妞，叫爷爷好！”在村里遇见了人，我们都会根据年龄和性别，教妞妞有礼貌地跟别人打招呼，学习基本的社交礼仪。

外婆每次来家中，妞妞都会扶着她老人家走田埂小路，生怕外婆摔跤。

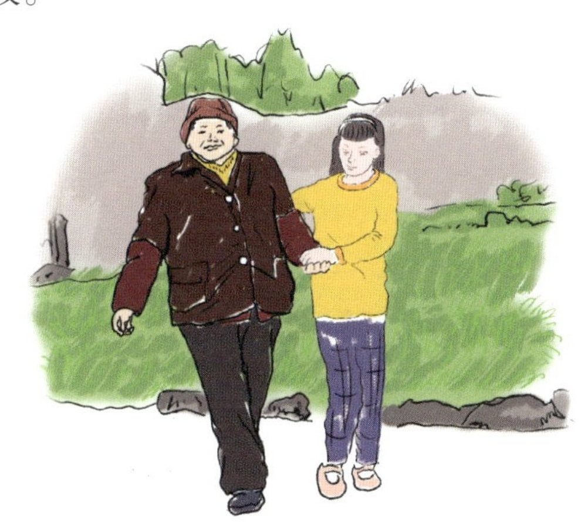

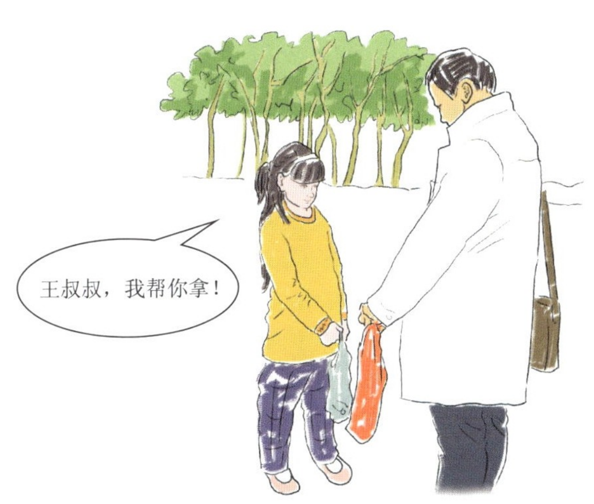

每次家里来客人，妞妞总是跑过去表示欢迎！
村里人都说妞妞的进步特别大！

青春期知识

妞妞已经来月经了，第一次她有些害怕，不知所措，我一边告诉她这是正常的生理情况，一边教她怎么使用卫生巾，还帮她注意经期的卫生：不喝凉水，穿暖和些。

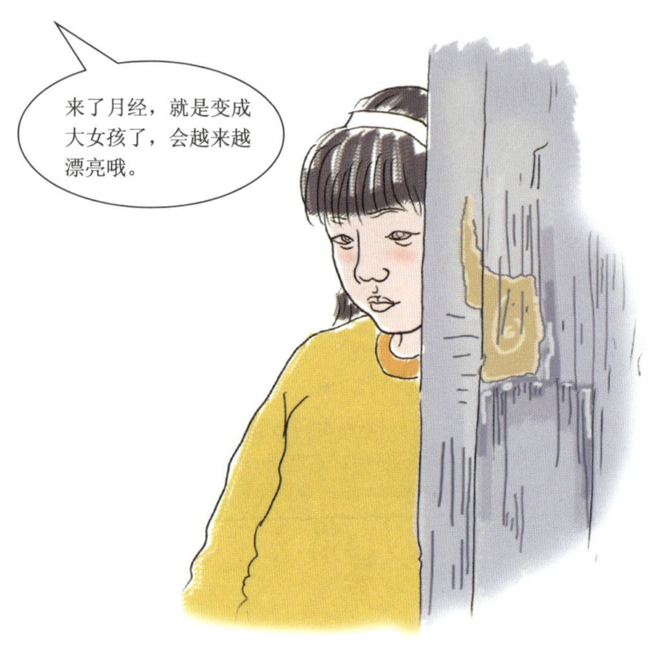

妞妞是个大女孩了，一定要学会保护自己。我们教她不要跟陌生的男人单独在一起，不能让男性触摸她的身体，如果有这样的情况发生，就要大声拒绝，要让别人听见。

随着年龄的增长，妞妞的性格更温顺了，她从来不会伤害别人、攻击别人；从来不搞破坏，村里的人也开始慢慢接受妞妞、喜欢妞妞了。

在照顾妞妞的这些年里，我总结了一些经验。面对这样一个特殊的孩子，做家长的一定要调整好心态，不能因为怕别人笑话就把孩子藏在家里，那样真的会害了孩子。家长不能对着孩子发牢骚。孩子虽然有智力障碍，但能够感觉到冷暖，而且特别害怕大人发火。所以，我们应对孩子尽力做到以下几点：

1. 让孩子多动手，通过各种游戏活动，让孩子学习更多的知识。

2. 语言亲切、简短、清晰，要不厌其烦地重复，帮助孩子增进理解能力。

3. 要经常表扬和鼓励孩子，使她乐于学习。

4. 利用一切可以利用的机会做训练，将活动分解成可衡量的细小步骤，一步一步地教。

5. 通过肢体动作、表情和语言进行交流。

6. 制定一个穿衣、吃饭、洗漱和上厕所的作息时间表。

7. 面对孩子一次次的失败，要耐心地教。

8. 带孩子走出家门，接近自然，走入社会。

9. 由简易到复杂，循序渐进，鼓励孩子参与各种活动。

10. 要对孩子保持微笑，不要恐吓孩子，不能过分地保护孩子。

总结

智力障碍又称为精神发育迟缓，是指患儿精神发育缓慢或发育迟钝。因为在学习上存在障碍，患儿无法进行正常的日常生活、无法与人交流、生活不能自理、无法完成正常的学业，有的患儿学习站立和走路也比较晚，有的患儿甚至有行为问题。精神发育迟缓不能治愈，但可以通过教育训练的方法，使患儿的能力提高。

导致智力障碍的原因包括：遗传因素、孕期因素，如胎儿在母体内发育不完善，孕期饮酒或感染风疹等；分娩因素，如缺氧；疾病因素，如脑膜炎、麻疹，以及铅、汞中毒等。

智力障碍不会传染他人。多数智力障碍者能学着做很多事情，只是比其他儿童需要更多的时间和努力。

社区康复依靠本社区的人力资源，使用简便易行的技术，因地制宜，因陋就简，在社区和家庭中发挥作用；在社区对智力障碍儿童进行多方面的康复训练，使他们就地得到全面康复，回归社会。

附 录

0-6岁残疾儿童基本康复服务目录（2019年版）

残疾类别	服务对象	服务项目	服务内容
视力残疾	符合条件的有康复需求的0-6岁视力残疾儿童	康复医疗	纳入当地基本医疗保险支付范围的视力康复医疗项目。
		康复训练	视功能、定向行走、感知觉补偿训练。
		辅助器具	助视器、盲杖等基本型辅助器具适配及使用训练。
		支持性服务	家长康复知识培训及家庭康复训练指导、心理疏导、康复咨询等服务。
听力残疾	符合条件的有康复需求的0-6岁听力残疾儿童	康复医疗	1.人工耳蜗植入手术。 2.其他纳入当地基本医疗保险支付范围的听力康复医疗项目。
		康复训练	听觉言语康复训练。
		辅助器具	1.人工耳蜗适配及使用指导。 2.助听器适配及使用指导。 3.耳模、电池等助听器辅助材料。
		支持性服务	家长康复知识培训及家庭康复训练指导、心理疏导、康复咨询等服务。

0-6岁残疾儿童基本康复服务目录（2019年版）

残疾类别	服务对象	服务项目	服务内容
肢体残疾	符合条件的有康复需求的0-6岁肢体残疾儿童	康复医疗	1.先天性马蹄内翻足等足畸形、脑瘫导致严重痉挛、肌腱挛缩、关节畸形及脱位等矫治手术。 2.其他纳入当地基本医疗保险支付范围的肢体康复医疗项目。
		康复训练	粗大运动功能、精细运动功能、认知能力、语言能力、生活自理能力和社会适应能力等训练。
		辅助器具	假肢、矫形器、轮椅、助行器、坐姿椅、站立架等基本型辅助器具适配及使用训练。
		支持性服务	家长康复知识培训及家庭康复训练指导、心理疏导、康复咨询等服务。
智力残疾	符合条件的有康复需求的0-6岁智力残疾儿童	康复医疗	纳入当地基本医疗保险支付范围的智力康复医疗项目。
		康复训练	认知、生活自理和社会适应能力等训练。
		支持性服务	家长康复知识培训及家庭康复训练指导、心理疏导、康复咨询等服务。
孤独症	符合条件的有康复需求的0-6岁孤独症儿童	康复医疗	纳入当地基本医疗保险支付范围的孤独症康复医疗项目。
		康复训练	沟通和社交能力、生活自理能力、情绪和行为调控等训练。
		支持性服务	家长康复知识培训及家庭康复训练指导、心理疏导、康复咨询等服务。

7岁以上残疾儿童和成年残疾人基本康复服务目录（2019年版）

残疾类别	服务对象	服务项目	服务内容
视力残疾	符合条件的有康复需求的7岁以上视力残疾儿童和成年持证视力残疾人	康复医疗	纳入当地基本医疗保险支付范围的视力康复医疗项目。
		康复训练	定向行走、生活技能及社会适应能力等训练。
		辅助器具	盲杖、助视器等基本型辅助器具适配及使用训练。
		支持性服务	导盲随行外出、心理疏导、社会融合活动、康复知识讲座等服务。
听力残疾	符合条件的有康复需求的7岁以上听力残疾儿童和成年持证听力残疾人	康复医疗	纳入当地基本医疗保险支付范围的听力康复医疗项目。
		辅助器具	助听器适配及使用指导。
		支持性服务	康复指导、心理疏导、手语翻译等服务。
肢体残疾	符合条件的有康复需求的7岁以上肢体残疾儿童和成年持证肢体残疾人	康复医疗	纳入当地基本医疗保险支付范围的肢体康复医疗项目。
		康复训练	日常生活能力、体能、社会适应能力等训练。
		辅助器具	假肢、矫形器、轮椅、助行器、坐姿椅、站立架、生活自助具、护理器具等基本型辅助器具适配及使用训练。
		支持性服务	康复知识与实用训练方法培训、心理疏导、社会融合活动、生活自理和居家护理指导、日间照料等服务。

7岁以上残疾儿童和成年残疾人基本康复服务目录（2019年版）

残疾类别	服务对象	服务项目	服务内容
智力障碍	符合条件的有康复需求的7岁以上智力残疾儿童和成年持证智力残疾人	康复医疗	纳入当地基本医疗保险支付范围的智力康复医疗项目。
		康复训练	认知、日常生活能力、职业康复和社会适应能力等训练。
		支持性服务	康复知识培训、家庭康复指导、心理辅导、社会融合活动、生活自理和居家护理指导、日间照料等服务。
精神障碍	符合条件的有康复需求的7岁以上精神残疾儿童和成年持证精神残疾人	康复医疗	纳入当地基本医疗保险支付范围的精神康复医疗项目（含药物、住院治疗）。
		康复训练	沟通和社交能力、日常生活能力、情绪和行为调控、职业康复、工（农、娱）疗和社会适应能力等训练。
		支持性服务	康复知识培训、家庭康复指导、心理疏导、生活自理和居家护理指导、社会融合活动、日间照料、随访等服务。

后记

按照《残疾人精准康复服务行动计划实施办法》，中国残疾人联合会康复部委托中国康复科学所下设的中国残联社会服务指导中心编制《残疾人精准康复服务行动康复协调员工作手册》。

残疾人协调员长期工作在残疾人服务一线，经常要面对残疾人和家属的各种需求，但由于缺乏专业资源和知识，有时感到心有余而力不足，难以为残疾人提供适切的服务。考虑到残疾人协调员的实际情况，本手册根据多年基层残疾人工作的经验，用通俗易懂的方式选取在社区和家庭可以开展并且实用有效的方法用讲故事的形式娓娓道来，配以简洁明快的图片将以人为本，以社区为基础的康复理念融入其中，重视、鼓励和发挥残疾人的优势和潜能，倡导自我管理，推动改善环境与态度，促进残疾人与家庭和社会的参与和融合。

本手册10本一套，包括偏瘫康复、脊髓损伤康复、脑瘫康复、孤独症康复、盲人定向行走、低视力康复、智力障碍康复、精神残疾康复、语言障碍康复及慢性病的自我管理等，涵盖基层常见障碍类型。在编写过程中不仅组织相关专家多次座谈研讨，同时注重内容的实用性，多次征询基层残疾人工作者、残疾人及残疾人家属的意见，力求“愿意看、看得懂、学得会、可操作”。

本书编写形式是一个尝试，其效果还有待发行后进一步验证。期待能够成为基层残疾人工作者实用的“工具”，为精准康复服务的有效落实、促进残疾人自理自立添砖加瓦。

2020年7月

图书在版编目（CIP）数据

看社区故事学智力障碍康复 / 中国残疾人联合会康复部编. --北京：华夏出版社有限公司，2020.10（2021.1 重印）
（残疾人精准康复服务行动康复协调员工作手册）
ISBN 978-7-5222-0009-5

Ⅰ. ①看… Ⅱ. ①中… Ⅲ. ①智力障碍—康复训练 Ⅳ. ①R742.809

中国版本图书馆 CIP 数据核字(2020)第 167982 号

看社区故事学智力障碍康复

编　　者　中国残疾人联合会康复部
责任编辑　梁学超　苑全玲
责任印制　顾瑞清

出版发行　华夏出版社有限公司
经　　销　新华书店
印　　装　三河市万龙印装有限公司
版　　次　2020 年 10 月北京第 1 版
2021 年 1 月北京第 2 次印刷
开　　本　880×1230　1/32 开
印　　张　11.875
字　　数　28 千字
定　　价　158.00 元（全 10 册）

华夏出版社有限公司　地址：北京市东直门外香河园北里 4 号
邮编：100028 网址:www.hxph.com.cn
电话：（010）64663331（转）